A PROPOS

DE

L'UTILISATION DE L'EAU BOUILLIE

DANS L'ALIMENTATION

Par M. GUINARD

Chef des travaux de physiologie à l'École vétérinaire de Lyon.

Depuis qu'on a signalé dans l'eau de boisson l'existence de germes et microbes susceptibles de devenir, après introduction dans l'organisme, la cause de maladies graves, on a indiqué un certain nombre de procédés pour détruire ces germes ou en débarrasser l'eau. Parmi ces procédés, les plus usités aujourd'hui sont la filtration et l'ébullition.

Je n'ai pas l'intention de m'occuper de la valeur des différents procédés de filtration, ni d'étudier longuement les avantages ou inconvénients que peut présenter l'emploi courant du filtre Chamberland dans la purification de l'eau. Cependant, j'ai trouvé dans une très intéressante discussion, soulevée au sein de la Société de médecine, par une note de M. le professeur Lortet, sur les germes retenus par la bougie Chamberland, quelques documents que je tiens à reproduire. Au cours de cette discussion M. Vallin a fait observer que les bougies Chamberland, n'offriront de garanties sérieuses qu'autant qu'elles auront été préalablement contrôlées. D'autre part, M. Arloing, après avoir rappelé les insuccès qu'avaient obtenus MM. Léon Tripier et Dor dans la stérilisation de l'eau par le filtre Chamberland, a ajouté que M. Chamberland lui-même a signalé une espèce microbienne très fine qui se cultivant de proche en proche dans la porosité de la bougie, peut finir par apparaître dans l'eau filtrée. M. Arloing a complété ses observations en déclarant que le filtre Chamberland ne pourra être considéré comme parfait pour les laboratoires et comme bon dans les usages domestiques, que si on prend le soin de stériliser, tous les mois, les bougies à l'autoclave. Nous sommes donc autorisés à conclure qu'en dehors de certaines conditions indispensables et qu'il n'est pas toujours facile de réaliser, le filtre Chamberland ne donne pas la certitude d'une purification suffisante.

L'ébullition, au contraire, est un procédé de purification très simple et très pratique qui, s'il n'est pas capable de détruire tous les germes vivant dans l'eau, offre certainement des garanties considérables, étant donnés surtout les résultats très rassurants obtenus par M. Miquel. Je ne veux pas entrer dans les détails d'une description complète des faits constatés par cet expérimentateur, je me contente de rappeler seulement qu'en opérant sur l'eau de Seine, M. Miquel a démontré que l'ébullition purge l'eau d'organismes microscopiques, dans la proportion de 995 pour 1000, et que les germes réfractaires paraissent n'avoir rien de commun avec les germes des microbes infectieux (1). Cependant nous devons à la vérité d'ajouter que Brefeld, Chamberland, Miquel ont vu, dans quelques rares cas, certains schizophytes pathogènes qui pouvaient résister à l'ébullition. Malgré cela, comme en règle générale, les bacilles et les spores meurent entre 90° et 100°, on peut utiliser sans crainte l'eau qui a subi une ébullition prolongée.

Ce moyen de purifier les eaux de boisson est d'ailleurs couramment employé par les Orientaux qui lui accordent une grande confiance. C'est lui que tous les auteurs, ainsi que les conseils d'hygiène ont recommandé et recommandent encore en temps d'épidémie ou lorsqu'il s'agit simplement d'utiliser une eau sur la pureté de laquelle on a quelques doutes ; c'est encore lui que nous trouvons conseillé

(1) Voir *Semaine médicale*, 1884, p. 301.

dans l'instruction rédigée par le Conseil de santé des armées, sur la correction de l'eau en campagne ; c'est lui enfin qui constitue certainement la mesure prophylactique la plus pratique, la plus commode, le plus à la portée de tous et probablement la plus sûre.

Mais on a fait et on fait encore à l'ébullition des reproches assez sérieux, reproches que certains hygiénistes considèrent comme tellement graves qu'ils préfèrent ne pas l'employer et abandonnent le bénéfice de la sécurité qu'offre l'utilisation de l'eau bouillie dans l'alimentation journalière.

On accuse cette eau de n'être plus une boisson convenable, on prétend qu'elle a perdu une grande partie de sa valeur nutritive, que, même après refroidissement complet, elle est prise avec répugnance, qu'elle est indigeste et de saveur fade. On ajoute que si elle est fade, lourde et indigeste, c'est qu'elle est privée des éléments de l'air ; que son manque de saveur et sa faible valeur nutritive proviennent de la précipitation des sels calcaires et magnésiens ; qu'enfin la précipitation, par la chaleur, des parties terreuses en suspension la rend très désagréable à boire. Ce dernier reproche n'est pas sérieux, car il suffit, pour débarrasser une eau des parties terreuses en suspension, de la filtrer ou de la laisser déposer.

Quant à la saveur, il est exact que l'eau récemment bouillie est fade, surtout si elle est employée peu de temps après son refroidissement ; que par suite de cette fadeur elle n'est pas agréable à boire ; certaines personnes déclarent même ne pas pouvoir la supporter. Mais c'est encore un reproche dont on a trop exagéré l'importance, car bien refroidie et exposée à l'air, l'eau bouillie n'est pas aussi désagréable qu'on veut bien le dire et la question du manque de saveur ne nous paraît pas une bien grave objection.

Reste l'absence des éléments de l'air et la diminution du pouvoir nutritif de l'eau par précipitation des sels. C'est afin d'être fixé sur la valeur de ces modifications que nous avons entrepris, sur les conseils de M. le professeur Arloing, un certain nombre d'essais qui nous ont permis de poser des conclusions.

Nos expériences sont toutes comparatives, elles ont porté sur des eaux de provenances diverses, que nous avons analysées avant et après ébullition au double point de vue de leur richesse en gaz et de leur teneur en sels terreux.

Variations dans le degré hydrotimétrique des eaux soumises à l'ébullition.

Ces essais ont été faits avec toutes les précautions désirables, tant au point de vue des dosages qu'au point de vue des soins apportés aux différentes manipulations ; nous les croyons rigoureusement bons, d'autant plus que les chiffres que nous allons fournir sont des moyennes de trois ou quatre essais faits sur chaque variété d'eau.

La première analyse porte sur l'eau du Rhône filtrée, telle qu'elle est distribuée à Lyon par les bornes-fontaines. Avant ébullition, cette eau marque 15°,5 ; soumise pendant 15 minutes à une ébullition active, elle perd 3°,5 seulement et ne marque plus que 12° hydrotimétriques.

Les mêmes essais pratiqués sur l'eau de la Saône nous ont donné des résultats peu différents. De 16° cette eau est tombée, après ébullition d'un quart d'heure, à 11°.

Ce sont là deux types d'eau dont le degré hydrotimétrique n'est pas excessif, surtout si nous les comparons à celles qui ont été analysées ensuite et qui proviennent l'une d'un puits, l'autre d'une source situés dans les dépendances de l'École vétérinaire. Ces eaux sont très lourdes, très chargées en sels calcaires, aussi allons-nous trouver un écart beaucoup plus important entre leur dureté temporaire et leur dureté permanente. En effet l'eau de puits qui, normalement, marque 52° hydrotimétriques, n'en a plus que 34 après ébullition de 15 minutes. Avec l'eau de source la différence est à peu près la même ; elle est seulement de 15° au lieu de 18°, car nous avons après le même temps d'ébullition 26° au lieu de 41°. L'ensemble des résultats que nous avons obtenus est résumé dans le tableau suivant :

Provenance de l'eau analysée.	Avant ébullition	Après 15 minutes d'ébullition.	Différence.
Rhône...................	15°,5	12°	3°,5
Saône	16°	11°	5°
Source...................	41°	26°	15°
Puits	52°	34°	18°

L'écart entre les chiffres obtenus avec les eaux potables est faible ; il est, au contraire, plus considérable quand il s'agit d'eaux dures et fortement calcaires. Ce sont particulièrement les bicarbonates de chaux qui précipitent pendant l'ébullition, et c'est à eux qu'il faut attribuer la dureté temporaire d'une eau. Mais il est bien certain qu'ils ne sont pas complètement décomposés et qu'il en reste une certaine quantité, même après l'action prolongée de la chaleur. C'est d'ailleurs ce qui nous a été démontré par un certain nombre d'essais qualitatifs et quantitatifs faits avec la teinture de bois de campêche et une liqueur hydrotimétrique bien titrée. L'eau du Rhône bouillie contenait encore 0 gr. 09 à 0 gr. 10 de sels de chaux par litre. D'autre part la plus grande partie des carbonates de magnésie, grâce à l'aptitude que possède cette base à former des bicarbonates, n'est pas précipitée : ces sels doivent donc rester en totalité dans l'eau bouillie.

En résumé, l'ébullition change bien peu le degré hydrotimétrique d'une eau de boisson, et les variations les plus grandes s'observent surtout lorsqu'il s'agit d'eaux très riches en bicarbonates, très dures et par conséquent impropres à l'usage alimentaire. C'est donc une erreur de prétendre que l'ébullition fait perdre à l'eau une grande partie de sa valeur nutritive, en provoquant la précipitation des sels de chaux ; nous avons vu plus haut que la quantité restante est bien suffisante et qu'il n'y a pas lieu, par conséquent, de craindre que ce procédé de purification puisse avoir pour conséquence de priver l'organisme d'une source de matières salines, qui d'ailleurs n'est pas indispensable, car généralement les matières minérales se trouvent en quantité suffisante dans les aliments, tels que pain, vin, viande, légumes, etc.

Cependant, bien que m'écartant un peu de mon sujet en abordant cette question de l'utilité des sels de l'eau dans le rôle qu'elle joue comme aliment, je dois rappeler que M. A. Gautier, d'abord dans son traité de chimie appliquée à la physiologie, puis dans un remarquable article de l'*Encyclopédie d'hygiène et de médecine publique*, paru tout récemment, s'est occupé, à propos des eaux potables, d'établir l'importance des sels de chaux qu'elles renferment et représente ces sels comme un complément indispensable devant s'ajouter à ceux qui seraient contenus, en quantité insuffisante, dans une ration d'entretien.

Ainsi, pour ne citer qu'un exemple, que j'emprunte à l'*Encyclopédie d'hygiène*, l'homme adulte excréterait, par jour, une quantité de chaux égale à 0 gr. 824; il doit, pour que l'organisme se maintienne dans un parfait état, retrouver cette même quantité dans les aliments qu'il absorbe chaque jour. Or nous recevons quotidiennement par une alimentation ordinaire, moyenne et assez riche, 0 gr. 650 de chaux. Il y a donc un déficit de 0 gr. 174 qui doit être comblé, soit par un supplément d'alimentation, soit par l'eau potable.

L'opinion de M. Gautier paraît surtout être en faveur de l'eau potable, car pour lui les meilleures eaux sont celles des terrains crétacés, contenant, par litre, 0 gr. 15 à 0 gr. 30 de bicarbonate calcique.

Mais alors dans les villes comme Saint-Étienne, par exemple, où l'eau de boisson contient à peine 0 gr. 02 de matières minérales par litre, comment s'établit la compensation ? Je suis persuadé qu'on ferait frémir un Stéphanois si on venait lui dire que pour qu'il puisse retrouver les sels de chaux qui manquent dans ses aliments et que doit lui fournir l'eau qu'il boit, il est forcé d'en absorber près de 10 litres par jour.

De plus, dans un très grand nombre d'endroits, on ne boit que de l'eau de citerne, dont la richesse en matières terreuses est nulle ou à peu près. Or il ne semble pas que les individus qui n'usent que de cette eau s'en portent beaucoup plus mal.

Il paraît donc certain, qu'en dehors de l'eau, nous devons trouver dans notre alimentation journalière, dans le pain, la viande, le vin, dans les œufs, le lait et surtout dans les légumes, la quantité de chaux et autres matières minérales nécessaires à notre organisme.

Nous admettons, par conséquent, que, dans la majorité des cas, les matières minérales de nos aliments suffisent aux besoins de l'organisme et que les sels contenus dans l'eau de boisson sont inutiles.

Cependant, en supposant même que l'eau soit appelée à fournir à l'organisme une notable proportion de sels m iné raux dont il a besoin, nous avons vu que l'ébullition change bien peu sa valeur à ce point de vue là, et que l'eu d u Rhône, par exemple, qui avant l'action de la chaleur contient 0,15 cent. de matières terreuses par litre, en contient encore 0,12 cent. après 15 minutes d'ébullition.

Influence de l'ébullition sur l'aération de l'eau.

Les éléments de l'air étant chassés par l'ébullition, l'eau devient lourde et indigeste. Voilà un gros reproche, répété partout et opposé souvent à l'emploi courant de la chaleur pour la purification de l'eau de boisson.

Avant de prouver que l'eau bouillie n'est pas aussi dépourvue de gaz qu'on veut bien le dire, je tiens à faire observer que l'importance de ces gaz a été beaucoup exagérée, et qu'alors même que l'ébullition les chasserait complètement, ce ne serait pas une raison pour proscrire l'eau bouillie des usages alimentaires journaliers. Il suffit, en effet, de se demander pourquoi la rareté ou l'absence des éléments de l'air dans l'eau serait nuisible, pour se voir dans l'obligation de répondre qu'on n'en sait rien. L'azote, pas plus que l'oxygène ne paraissent indispensables à la digestion, et l'acide carbonique est certainement le seul gaz dont l'absence paraît le mieux se faire sentir à cause de la sapidité qu'il communique à l'eau. Nous n'ignorons pas cependant que dans les cas où il s'agit d'une eau naturelle, la présence de l'oxygène prend une importance considérable, car étant incompatible avec une trop grande quantité de matières organiques ou minérales, son absence peut être considérée comme un signe d'impureté. A part ce dernier cas, aucune preuve n'ayant été fournie, on peut, à l'exemple de M. J. Arnould, déclarer que les accusations précises formulées à l'égard des eaux peu ou point aérées sont de pures hypothèses. D'ailleurs, nous verrons dans un instant que l'eau ne perd jamais tous ses gaz par l'ébullition, et qu'il suffit de la laisser refroidir à l'air pour qu'elle reprenne la majeure partie, sinon la totalité, de ceux qu'elle a perdus.

Nous avons donc entrepris d'extraire et de faire l'analyse quantitative des gaz contenus dans l'eau avant et après ébullition. Pour faire ces extractions nous avons toujours combiné l'action du vide à celle de la chaleur (71° à 85°) suivant exactement le manuel opératoire employé, dans le laboratoire de physiologie, pour l'extraction des gaz du sang et nous servant de l'appareil annexé à la pompe à mercure par M. Chauveau.

1° *Essais portant sur l'eau du Rhône filtrée, telle qu'elle est distribuée à Lyon par les bornes-fontaines.*

A) Avant ébullition, 100^{cc} de cette eau ont dégagé $6^{cc}1$ de gaz, qui se sont décomposés en :

Acide carbonique.......	$1^{cc}6$
Oxygène.............	$1^{cc}4$
Azote................	$3^{cc}1$

B) Après 15 minutes d'ébullition et exposition de 20 heures

à l'air, dans un endroit frais, la même eau a cédé 4^{cc}5 de gaz, qui se sont décomposés en :

Acide carbonique.......	0^{cc}4
Oxygène..............	1^{cc}3
Azote...............	2^{cc}8

2° *Essais portant sur l'eau du Rhône prise dans le fleuve, à la hauteur du pont de la Guillotière.*

A) Avant l'action de la chaleur, 100^{cc} de cette eau ont dégagé 5^{cc}4 de gaz, qui se sont décomposés en :

Acide carbonique.......	1^{cc}1
Oxygène..............	1^{cc}3
Azote...............	3^{cc}

B) Après 45 minutes d'ébullition et aussitôt après son refroidissement, la même eau a cédé 1^{cc}9 de gaz, qui se sont décomposés en :

Acide carbonique.......	0^{cc}3
Oxygène..............	0^{cc}5
Azote...............	1^{cc}1

C) Après 45 minutes d'ébullition et 24 heures d'exposition à l'air, dans un endroit frais, la même eau a laissé dégager 3^{cc}9 de gaz, qui se sont décomposés en :

Acide carbonique.......	0^{cc}3
Oxygène..............	1^{cc}1
Azote...............	2^{cc}5

3° *Essais portant sur l'eau du puits de l'École vétérinaire.*

A) Avant l'ébullition, 100^{cc} de cette eau ont donné 9^{cc}2 de gaz, qui se sont décomposés en :

Acide carbonique.......	5^{cc}7
Oxygène..............	1^{cc}1
Azote...............	2^{cc}4

B) Après 15 minutes d'ébullition et 24 heures d'exposition

à l'air, dans un endroit frais, la même eau a cédé 3^{cc}7 de gaz, qui se sont décomposés en :

Acide carbonique.......	0^{cc}3
Oxygène...............	1^{cc}1
Azote.................	2^{cc}3

Ces trois séries d'expériences nous paraissent démonstratives et prouvent certainement que l'eau bouillie abandonnée à l'air, dans un endroit frais, pendant 20 à 24 heures, redissout la majeure partie des éléments gazeux qu'elle avait perdus. Les proportions d'acide carbonique, surtout dans la série 3, sont les plus variables ; mais ceci se conçoit fort bien, car la plus grande partie de ce gaz provient de la décomposition des bicarbonates, et nous avons vu plus haut que l'eau de puits, sur laquelle ont porté nos essais, a un degré hydrotimétrique très élevé.

Nous disions au début de ce chapitre que l'eau ne perd jamais tous ses gaz par l'ébullition. C'est là un fait dont nous avons pu nous assurer et qui n'a pas manqué de nous surprendre, car il est bien admis partout que le moyen de priver l'eau de ses éléments gazeux consiste à la porter à l'ébullition.

Dans les précédentes expériences l'eau bouillie dont nous avons extrait des gaz était restée de 20 à 24 heures exposée au contact de l'air, il n'est pas surprenant qu'elle ait pu redissoudre ces gaz, dans les proportions qui ont été notées. Mais nous avons extrait des gaz en quantité notable : 1° d'une eau bouillie récemment et à peine refroidie à 25° ou 30° ; 2° d'une eau bouillie, refroidie et conservée à l'abri du contact de l'air par une couche d'huile versée sur elle pendant l'ébullition ; 3° d'une eau ayant été maintenue en ébullition, pendant 30 minutes, dans un matras dont l'orifice fut fermé à la lampe, et dont le refroidissement se fit, par conséquent, dans un milieu vide d'air. Cette dernière expérience nous paraît très démonstrative, et prouve, je crois, qu'il est bien vrai que la chaleur seule est impuissante à faire dégager les gaz en dissolution dans l'eau.

Cette question de la solubilité des éléments de l'air et de la quantité de ces éléments que peut retenir une eau soumise à l'action prolongée de la chaleur, ne se rapportant pas directement à notre sujet, nous ne l'étudierons pas en détail ici, nous réservant d'ailleurs d'en faire l'objet d'un travail particulier. Ne voyant pas, jusqu'à présent du moins, de cause d'erreur possible dans les principaux essais que nous avons faits, il ne nous semble pas douteux que la chaleur ainsi que le vide, employés isolément, soient insuffisants pour faire dégager complètement les gaz dissous dans l'eau.

CONCLUSIONS. — Parmi les procédés de purification de l'eau, l'ébullition paraissant le plus sûr, le plus simple et le plus à la portée de tous, il y a lieu d'en vulgariser l'emploi dans l'alimentation journalière, et cela avec d'autant plus de raison qu'il ne modifie pas ou très peu les qualités de l'eau de boisson.

Contrairement à ce que l'on croyait, la richesse en sels, particulièrement en sels de chaux, est toujours suffisante et diffère peu, dans une eau bouillie, de celle que l'on constate, dans la même eau, avant l'ébullition.

Les gaz dissous dans l'eau ne sont jamais tous expulsés par la simple ébullition, même prolongée, et il suffit de laisser refroidir l'eau au contact de l'air et surtout de prolonger ce contact, dans un endroit frais, pour que la majeure partie des gaz chassés par la chaleur entre de nouveau en dissolution.

Lyon, Assoc. typ. — F. PLAN.

42

www.ingramcontent.com/pod-product-compliance
Lightning Source LLC
LaVergne TN
LVHW021611170726
843501LV00010B/3977